入境人员
新冠肺炎疫情防控
健康教育手册

中国健康教育中心 ｜ 编写

人民卫生出版社
·北京·

图书在版编目（CIP）数据

入境人员新冠肺炎疫情防控健康教育手册/中国健康教育中心编写.—北京：人民卫生出版社，2021.3

ISBN 978-7-117-31342-1

Ⅰ.①入… Ⅱ.①中… Ⅲ.①日冕形病毒-病毒病-肺炎-预防（卫生）-手册 Ⅳ.①R563.101-62

中国版本图书馆 CIP 数据核字（2021）第 037514 号

| 人卫智网 | www.ipmph.com | 医学教育、学术、考试、健康，购书智慧智能综合服务平台 |
| 人卫官网 | www.pmph.com | 人卫官方资讯发布平台 |

入境人员新冠肺炎疫情防控健康教育手册

Rujing Renyuan Xinguan Feiyan Yiqing
Fangkong Jiankang Jiaoyu Shouce

编　　写：中国健康教育中心
出版发行：人民卫生出版社（中继线 010-59780011）
地　　址：北京市朝阳区潘家园南里 19 号
邮　　编：100021
E - mail：pmph @ pmph.com
购书热线：010-59787592　010-59787584　010-65264830
印　　刷：三河市潮河印业有限公司
经　　销：新华书店
开　　本：889×1194　1/32　印张：2.5
字　　数：44 千字
版　　次：2021 年 3 月第 1 版
印　　次：2021 年 3 月第 1 次印刷
标准书号：ISBN 978-7-117-31342-1
定　　价：30.00 元
打击盗版举报电话：010-59787491　E-mail：WQ @ pmph.com
质量问题联系电话：010-59787234　E-mail：zhiliang @ pmph.com

编写组

组　　长　李长宁

副 组 长　宋　军　胡洪波　吴　敬

工作人员　李英华　卢　永　严丽萍　李　莉

杨　宠　陈若菲　张　硕　王晓妍

吕书红　陈国永　田向阳

重要提示：

　　1. 入境人员需严格遵守中华人民共和国疫情防控总体要求，以及入境地和目的地的具体防控规定。

　　2. 因疫情防控形势变化，入境人员需密切关注相关防控措施调整情况。

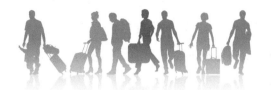

前　言

　　新冠肺炎疫情是新中国成立以来发生的传播速度最快、感染范围最广、防控难度最大的一次重大突发公共卫生事件。党和政府高度重视、迅速行动,习近平总书记亲自指挥、亲自部署,全国上下同舟共济,经过艰苦卓绝的努力,疫情防控取得重大战略成果。

　　2020年12月以来,我国境内多个地方相继发生聚集性疫情,均与境外入境人员或被污染的进口物品有关,疫情防控形势复杂严峻,"外防输入、内防反弹"的防控任务依然艰巨。

　　为了帮助入境人员更好地了解国内疫情防控政策、自身承担的防疫责任,掌握基本的疫情防控知识与技能,根据相关疫情防控政策和要求,中国健康教育中心组织专家编写了《入境人员新冠肺炎疫情防控健康教育手册》。内容包括入境前准备、入境时检疫、入境后隔离医学观察、入境人员防控责任、日常防护基本知识等。手册以问题为导向,力求科学准确,简单实用,通俗易懂,为入境人员提供指导和帮助。

因疫情防控形势变化,入境人员需密切关注相关防控措施调整情况。

中国健康教育中心

2021 年 2 月 1 日

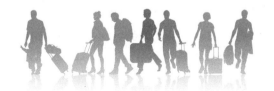

目 录

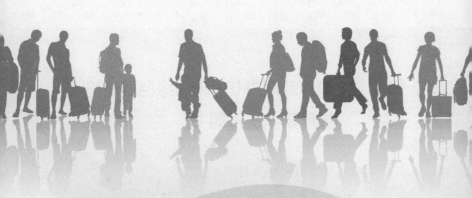

一

入境前准备

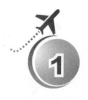

1　入境前需要做哪些检测

根据疫情防控要求,赴华中、外籍人员入境需提前进行新冠病毒核酸检测和(或)血清学抗体检测。检测应在中国驻外使馆指定或认可的机构进行。可提前向使领馆咨询检测机构、检测项目、检测结果有效期等信息。检测结果为阴性,才能办理赴华相关手续。

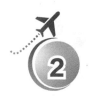

2　如何获取"HS"标识绿色健康码或健康状况声明书

中国籍人员在获得相关检测阴性证明后,应第一时间通过"防疫健康码国际版"微信小程序,按照要求在线填报申报人相关信息,并拍照上传检测阴性证明。经中国驻外使领馆复核通过后,可

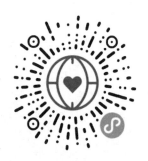

获得带"HS"标识绿色健康码。

外国籍人员需凭检测阴性证明,向中国驻当地使领馆申办健康状况声明书。具体事项可向中国驻当地使领馆咨询。

执飞的航空公司负责在登机前查验健康码或健康状况声明书。乘客持有健康码或健康状况声明书,且在有效期内,方可放行。乘客如果提供虚假证明和信息,须承担相应法律责任。

从第三国中转赴华的人员,建议谨慎选择中转乘机赴华路线,务必提前了解中转国家入境规定、中转地检测相关要求,以及中转地机场是否具备检测条件等。如不具备,须提前办妥入境中转国签证,以便完成在中转国的第二次相关检测和后续申领程序,避免发生无法入境、无法检测、无法获得健康码或健康状况声明书等情形,造成在中转地乘机受阻、滞留等后果,增加旅途感染风险。

③ 如何填报《健康申明卡》

根据中华人民共和国海关总署(简称海关总署)公告,自

2020 年 1 月 26 日起,在全国所有口岸启动出入境健康申明制度,所有赴华旅客都需要提前填报健康申明卡。

入境人员可通过"海关旅客指尖服务"微信小程序进行入境健康申报;还可通过电脑或手机访问海关总署网站,在"互联网 + 海关"服务平台"公共服务"板块中选择"出入境健康申报",并按要求如实填写。填报成功后,系统会自动生成一个二维码,截图保存备查,该二维码 24 小时内有效。

中国海关出入境健康申报网址为:http://health.customsapp.com/home/pages/index/index.html

抵达口岸后,请在入境时主动将二维码提供给口岸工作人员,口岸工作人员会扫码验放。此外,还需配合海关做好体温监测、医学巡查、医学排查等卫生检疫工作。

入境人员无须事先选择健康申报口岸,全国海关任意旅检口岸均可受理。健康申明卡主要包括出入境信息、个人信息、交通工具信息、联系方式及地址、旅行史、接触史、症状、用药史、新冠病毒核酸检测史、新冠疫苗接种史等内容。

外籍人员可通过海关发布的健康申报小程序国际版申报。

入境人员须如实逐项填报健康申明卡。如有隐瞒真实信息或者虚假填报健康申明卡等妨害国境卫生检疫的违法行为，海关将对其进行行政处罚，符合妨害国境卫生检疫罪刑事立案标准的，将移送司法机关追究刑事责任。

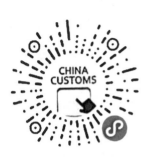

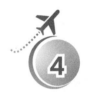

4 乘坐航班入境，可携带哪些个人防护用品

根据中国民用航空局运输司《旅客携带个人防护用品安全运输指南》，乘坐航班入境时，登机可携带的个人防疫用品如下：

（1）个人防护类用品。商品化的医用口罩、N95口罩均可携带，乘机时没有限制。电动口罩可能含有锂电池，乘机时应满足携带锂电池乘机的相关规定。医用口罩、医用防护服、护目镜等，均可携带。

（2）个人医用类物品。水银体温计如仅供个人使用，每人仅限携带一支且必须将水银体温计放置在保护盒里，如有多支水银体温计,不能随身携带,只能办理托运。携带电子体温计的,如果电子体温计含有锂电池,锂电池额定能量不超过 100Wh 或锂含量不超过 2g,在做好防止短路措施的前提下,可以携带乘机。

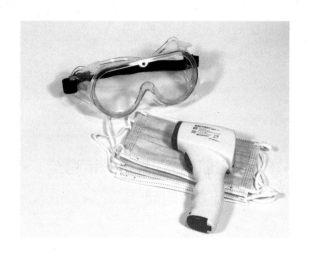

（3）消毒杀菌类用品。如酒精的体积百分含量 >70%,旅客不能托运,也不能随身携带。酒精的体积百分含量 ≤70% 的消毒剂不能随身携带登机,但可以托运,托运时应放置在零售包装内,每瓶不超过 500ml,允许托运个人自用的合理数量。对于密封于独立小型包装内的醇类消毒棉片或醇类消毒棉棒,如果醇类液体已被完全吸收,没有游离液体,且包装完好,旅客因医疗需要必须在航空旅途中自用时,经安全检查后方可随身携带。

下述物品属于航空运输的危险品，旅客不能托运，也不能随身携带："84"消毒液、双氧水消毒液（过氧化氢消毒液）、过氧乙酸消毒液、含氯消毒片和消毒泡腾片（根据成分不同分为三氯异氰尿酸、二氯异氰尿酸、三氯异氰尿酸钠盐等）、漂白粉、高锰酸钾消毒片。

（4）自热食品。由于自热食品里面含有加热包或自热包，内含遇水释放易燃气体的镁粉、铁粉，自燃固体炭或腐蚀性的氧化钙等危险品，所以禁止携带加热包或自热包。旅客如果事先将加热包或自热包移除，剩下的食物可以携带，但如果是包装在一起的自热食品，不能托运，也不能手提或随身携带。

5 过安检时，摘下口罩安全吗

在安检过程中，人脸识别要求乘客摘掉口罩，识别完毕后再戴好口罩，整个过程不超过 10 秒。此外，安检也设定了间隔距离。因此，安检时短暂摘下口罩一般不会造成感染。

6 乘坐飞机时,应遵守哪些防控措施

(1)全程佩戴口罩,非必要情况不摘口罩。

(2)乘机期间,在舱内减少不必要的走动。

(3)减少盥洗间使用频次,按照机上乘务员指引有序使用盥洗间,使用后及时做好手部的清洁消毒。

(4)不与相邻旅客同时用餐、饮水,最大限度减少飞沫传播的暴露风险,用餐前做好手部的清洁消毒。

(5)在接触舱内物体表面,尤其接触座椅扶手、盥洗间门把手等物体表面后,应及时做好手部的清洁消毒,未经消毒时避免接触自己口鼻和眼部。

(6)飞行中若自觉发热、干咳、咽痛、嗅(味)觉减退、腹泻等症状,应立即向乘务员寻求帮助。

(7)个人废弃的防护用品(如口罩、一次性手套等)不得随意丢弃,应置于医疗垃圾废物袋中。

2020年11月25日,中国民用航空局(简称民航局)《运输航空公司疫情防控技术指南(第六版)》对客舱机组人员提出了个人防护参考建议。乘客可根据自身实际情况,参照选择防护用品。

航班分级或暴露风险	口罩			医用防护	护目镜*	一次性防护服	一次性医用橡胶或丁腈手套	一次性鞋/靴套	一次性条形帽
	一次性医用	医用外科	KN95/N95						
国内	√						○		
国际/地区（低中）		√			○		√	○	
国际/地区（高）			√		√	○	√	○	○
应急处理				√	√	√**	√***	√	√

表　客舱机组人员个人防护参考建议

注：1. 旅客区域指客舱、机场留观区、到达区等旅客停留区域。

2. 表格中○为可选防护装备，必要时可根据实际暴露风险和条件酌情选择，√为必选防护装备。

3. *有接触旅客大量喷溅物风险的情况，可选防护面屏替代护目镜，但护目镜与防护面屏一般不同时使用。

** 特殊情况下使用防疫包中的防护围裙替代，作为短时应急处置。

*** 双层一次性橡胶手套。

7　什么是航班奖励和熔断措施

根据《民航局关于调整国际客运航班的通知》（民航发〔2020〕27号）、《民航局关于调整国际客运航班熔断措施的通知》(民航发〔2020〕60号),民航局、外交部、国家卫生健康委、海关总署、国家移民管理局等共同建立专班机制,以入境航班落地后旅客核酸检测结果为依据,对航班实施熔断和奖励措施。

奖励措施:航空公司同一航线航班,入境后核酸检测结果为阳性的旅客人数连续3周为零的,可在航线经营许可规定的航班量范围内每周增加1班,最多达到每周2班。

熔断措施:航空公司同一航线航班,入境后核酸检测结果为阳性的旅客人数达到5个的,暂停该公司该航线运行2周;达到10个的,暂停该公司该航线运行4周。"熔断"的航班量不得调整用于其他航线。"熔断"期结束后,航空公司方可恢复每周1班航班计划。

8 乘坐火车入境时有哪些注意事项

有些人员选择乘坐火车,从陆路入境。此类人员要全程佩戴口罩,尽量与他人保持1m以上安全距离。在车站等候、安检时要主动配合体温检测,尽量减少滞留时间。乘车期间,保持手卫生,可佩戴一次性手套,使用消毒纸巾清洁双手和可能触碰到的地方,尽量少碰触扶手、扶杆、车门、厕所门及把手等,触摸后不要用手直接接触口、眼、鼻。全程尽量避免用手触摸口、眼、鼻。

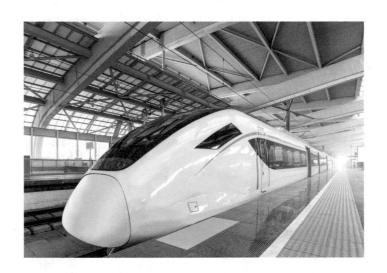

入境时闭环管理措施

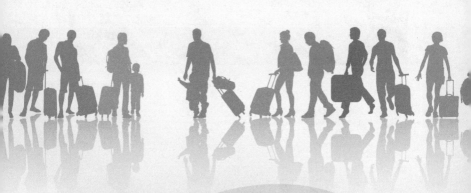

1 入境时需接受哪些疫情防控管理

海关、卫生健康委等联防联控机制成员部门会对入境人员实施全过程管理,根据具体情况,有针对性地采取检疫、检测、转运、治疗、隔离、观察等措施,又称"闭环管理"。

2 什么是"三查三排一转运"

"三查三排一转运"是海关对出入境人员卫生检疫的基本要求,目的是及时发现传染病患者或染疫嫌疑人,并采取有效的隔离、留验措施。

"三查"是全面开展健康申明卡核查、体温监测筛查、医学巡查。

"三排"是严格实施流行病学排查、医学排查、实验室检测排查。

"一转运"是对判定的确诊病例、疑似病例、有症状人员

13

和密切接触者"四类"人员,一律按照有关规定移交地方联防联控机制做后续处置。

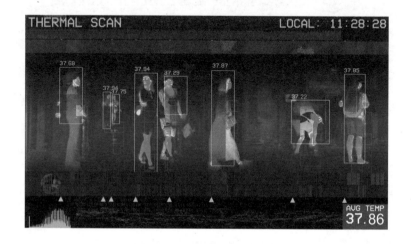

 3 **什么是入境"四类"人员**

　　入境时,海关检疫人员根据核酸检测结果和是否有相关身体症状,将入境人员分为"四类"人员和非"四类"人员。"四类"人员是指新冠肺炎确诊病例,疑似病例,有发热、干咳、咽痛、嗅(味)觉减退、腹泻等症状者和密切接

触者。非"四类"人员指前述"四类"人员以外的其他入境
人员。

4 入境后,对"四类"人员如何管理

入境的"四类"人员中,确诊病例应当在定点医疗机构
进行隔离治疗,确诊病例符合出院标准方可出院,出院后建
议继续进行 14 天的隔离管理和健康状况监测。

疑似病例进行单人单间隔离医学观察,并通过采样检测
进行确诊或排除。

有发热、干咳、咽痛、嗅(味)觉减退、腹泻等症状者,定点
医疗机构要采集其标本进行实验室检测,结果为新冠病毒检
测阳性者按照确诊病例处理,阴性者需进一步排查流感、疟
疾、登革热等其他疾病,并进行相应治疗。

密切接触者实施入境后 14 天集中隔离医学观察,对观
察期间出现异常症状者,按规定及时送定点医疗机构排查
诊治。

5 入境非"四类"人员如何管理

入境的非"四类"人员，全部由第一入境点所在省份实施入境后核酸检测并开展 14 天的集中隔离医学观察（边民、外交人员和从事重要经贸、科研、技术合作的人员除外）。各入境城市会根据当地疫情防控形势需要和国家防控政策中入境人员管理要求，制定当地的入境人员管理制度。各入境城市管理制度在国家方案的基础上有所增补，建议入境人员提前从入境城市的海关、卫生健康委等部门查询最新政策信息。

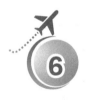

6 入境口岸核酸检测阳性人群
如何处置

入境人员抵达口岸后，海关部门会对入境人员开展核酸检测。核酸检测结果呈阳性时，将及时转运至定点医疗机构，进行诊断、治疗或集中隔离医学观察。确诊病例符合出院标准后方可出院,出院后建议继续进行 14 天的隔离管理和健康状况监测。

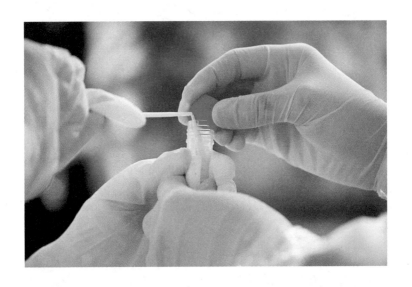

7 入境口岸核酸检测阴性人群如何处置

　　入境时核酸检测为阴性,如果存在发热等身体不适症状,也会被转运至定点医疗机构,进行集中隔离医学观察。

入境时核酸检测为阴性,如果属于确诊病例和疑似病例的密切接触者,会被转运至特定集中隔离医学观察场所,进行隔离医学观察。

入境时核酸检测为阴性,且没有身体不适症状的人群(边民、外交、从事重要经贸、科研、技术合作的人员除外)将会被转运至特定的集中隔离医学观察场所,进行隔离医学观察。

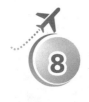

8 确诊病例、疑似病例、无症状感染者的密切接触者如何判定

符合以下条件之一,将被判定为确诊病例、疑似病例、无症状感染者的密切接触者。

(1)与确诊病例、疑似病例、无症状感染者同时入境的共同生活的家庭成员;

(2)与确诊病例、疑似病例、无症状感染者乘坐同一交通工具并有近距离接触人员;

(3)在入境过程中与确诊病例、疑似病例、无症状感染者有近距离接触的人员;

(4)现场调查人员评估认为其他符合密切接触者判定标准的人员。

9 入境过程中身体不适怎么办

入境过程中,如果发现有发热、干咳、咽痛、嗅(味)觉减退、腹泻等症状,需要立即告知所处场所中的工作人员,包括航班机组人员、海关检疫人员、机场等入境场所工作人员等,并配合海关做好体温监测、医学巡查、医学排查、核酸检测等工作。

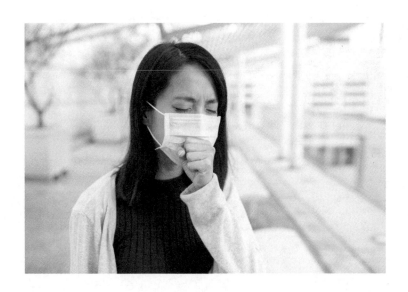

入境后集中隔离医学观察

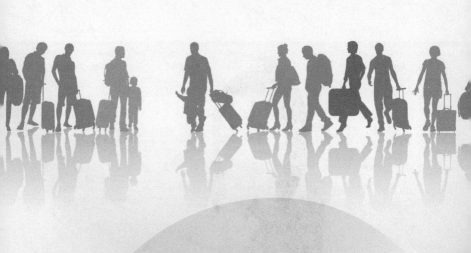

1 为什么要集中隔离医学观察

"早隔离"是控制传染源、防止疫情扩散的重要措施。新冠肺炎患者是确定的传染源;无症状感染者由于自身已经感染新冠病毒,也可成为传染源;疑似患者尚未确定是否感染新冠病毒,但存在感染新冠病毒的可能性,一旦确定感染新冠病毒,也会成为传染源,因此,这三类人群需要尽早隔离进行治疗或者医学观察。

新冠肺炎潜伏期为 1~14 天,多为 3~7 天。因此,与新冠肺炎患者、疑似患者、无症状感染者发生无有效防护的接触后均需隔离观察 14 天。

目前入境点城市多数采取 14 天集中隔离医学观察、7 天居家医学观察、7 天健康监测的政策,部分地区的隔离政策更加严格,请入境人员及时了解当地的隔离观察政策。

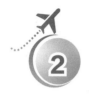

2 集中隔离医学观察时有哪些注意事项

（1）集中隔离医学观察期间独立居住，所有观察对象在观察期间不允许与其他观察对象接触。

（2）隔离观察期间不得外出。如确需前往集中观察点内公共区域活动的，应当佩戴医用外科口罩，彼此间保持 1m 以上距离，减少驻留时间，尽量不触碰公共区域物品及设施。

（3）配合工作人员完成流行病学调查，如实报告各项内容。

（4）隔离医学观察期间，配合接受核酸检测。

（5）每天早、晚两次测量体温，及时向工作人员反映健康状况。

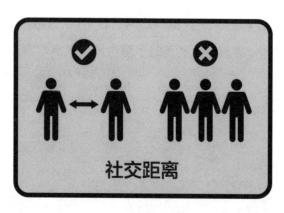

（6）医学观察期间，一旦出现任何身体不适（如发热、干咳、咽痛、嗅/味觉减退、腹泻等症状），或者有心理疏导需求，需立即向工作人员报告。

（7）医学观察期满时，如无异常情况，将解除隔离医学观察，进入居家医学观察阶段。

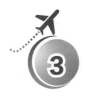

集中隔离医学观察期间出现身体不适，如何处置

集中隔离医学观察期间，一旦出现任何身体不适，如出现发热、干咳、乏力、腹泻等症状，都需要立即向工作人员报告，并按规定将被送定点医疗机构诊治，期间要配合咽拭子、血液等标本的采集，以便开展实验室排查。

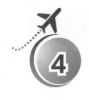

儿童、孕产妇、基础性疾病患者等人群如何隔离观察

原则上集中隔离医学观察对象应当单人单间居住。14

23

岁及以下儿童,孕产妇、基础性疾病患者、半自理及无自理能力者等不适宜单独居住者,由集中观察点工作人员评估确认后,根据观察点情况安排居住。

5 集中隔离医学观察产生的费用由谁承担

　　集中隔离医学观察期间主要费用包括住宿费、餐费、检测费、医疗费等,按照入境城市有关规定办理。

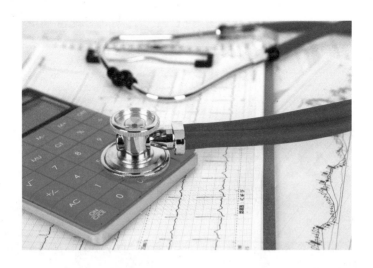

四

入境后居家医学观察

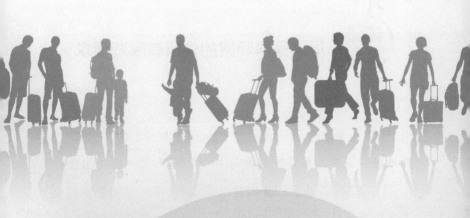

1 哪些人需要居家医学观察

集中隔离医学观察期结束后、核酸检测阴性、未出现发热等身体不适,符合终止集中隔离医学观察条件的入境人员。

2 居家医学观察的住所有哪些要求

(1)居家医学观察者最好单独居住;如果条件不允许,选择一套房屋里通风较好的房间作为隔离室,保持相对独立。

(2)在相对独立的隔离室放置桌凳,作为非接触式传递物品的交接处。

(3)房间不应使用空调,尤其不能使用和其他房间共通的中央空调。

(4)条件允许的情况下,尽量使用单独卫生间,避免与其他家庭成员共用卫生间。

（5）房间内应当配备体温计、纸巾、口罩、一次性手套、消毒剂等个人防护用品和消毒产品及带盖的垃圾桶。

3 居家医学观察有哪些注意事项

（1）居家医学观察期间,其日常生活、用餐尽量限制在隔离房间内,拒绝一切探访,其他人员尽量不进入隔离房间。

（2）隔离房间内活动可不戴口罩,离开隔离房间时要戴口罩。尽量减少与其他家庭成员接触,必须接触时保持 1m 以上距离,戴好口罩,做好个人防护。

（3）居家医学观察期间不得外出,如果必须外出,经所在社区医学观察管理人员批准后方可,并要佩戴医用外科口罩,避免去人群密集场所。

（4）保持家居通风,每天尽量开门窗通风,不能自然通风的,用排气扇等机械通风。

（5）做好卫生间、浴室等共享区域的通风和消毒。

（6）自己准备食物、饭前便后、戴口罩前后,均应当洗手或手消毒。擦手时,最好使用一次性擦手纸。

（7）讲究咳嗽礼仪,咳嗽或打喷嚏时用纸巾遮盖口鼻或用手肘内侧遮挡口鼻,将用过的纸巾丢至垃圾桶,如接触呼吸道分泌物立即洗手或手消毒。

 4 家庭物品如何消毒

（1）不与家庭内其他成员共用生活用品,餐具使用后应当清洗和消毒。餐具首选煮沸消毒 15min,也可用含有效氯 250~500mg/L 的消毒液溶液浸泡 15min 后再用清水洗净。

（2）台面、门把手、电话机、开关、热水壶、洗手盆、坐便器等日常可能接触使用的物品表面,用 250~500mg/L 的含氯消毒剂擦拭,后用清水洗净,每天至少一次。每天用 250~500mg/L 的含氯消毒剂进行湿式拖地。

（3）居家医学观察者的毛巾、衣物、被罩等需清洗时,要单独放置,用 250~500mg/L 的含氯消毒剂浸泡 30min,或采用煮沸 15min 消毒后用清水漂洗干净。

（4）如家庭共用卫生间,居家医学观察者每次用完厕所应当消毒一次;若居家医学观察者使用单独卫生间,厕所可每天消毒一次。便池及周边可用有效氯为 2 000mg/L 的含氯消毒液擦拭消毒,作用 30min。厕所门把手、水龙头等手经常接触的部位,可用有效氯为 500mg/L 的含氯消毒液或其他可用于表面消毒的消毒剂擦拭消毒,作用 30min 后清水擦净。

(5)用过的纸巾、口罩、一次性手套以及其他生活垃圾装入塑料袋,放置到专用垃圾桶,每天清理,清理前用含有效氯为 500~1 000mg/L 的含氯消毒液或 75% 酒精喷洒消毒至完全湿润,然后扎紧塑料口袋,再和家里其他垃圾一起丢弃。

(6)被唾液、痰液等污染的物品随时消毒,消毒时用有效氯为 500~1 000mg/L 含氯消毒液、75% 酒精或其他可用于表面消毒的消毒剂擦拭消毒,作用 30min 后清水擦净。对于大量污染物,应当使用一次性吸水材料(干毛巾)完全覆盖后用足量的有效氯为 5 000~10 000mg/L 含氯消毒剂浇在吸水材料上消毒,作用 30min 以上,小心清除干净。再用有效氯为 500~1 000mg/L 含氯消毒剂擦(拖)被污染表面及其周

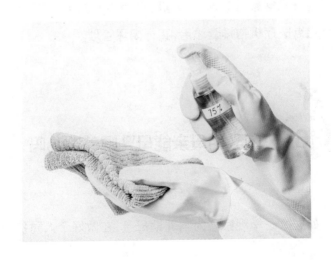

围 2m。处理污染物应当戴手套与口罩,处理完毕后应沐浴、更换衣服。

5 居家医学观察者如何做健康监测

(1)居家医学观察者每天早、晚各进行一次体温测量和自我健康监测,并将监测结果主动报告至社区医学观察管理人员。

(2)医学观察期间,如居家医学观察者出现发热、干咳、咽痛、嗅(味)觉减退、腹泻等症状时,社区管理人员应当及时向当地卫生健康行政部门和辖区疾控中心报告,按规定将其转至定点医疗机构排查诊治,实行闭环管理。

6 哺乳期母亲能母乳喂养婴儿吗

如居家医学观察者为哺乳期母亲,在做好个人防护的基础上可继续母乳喂养婴儿。

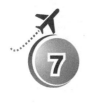

7　居家医学观察期间孕产妇能正常产检吗

孕产妇可进行正常产检,应当提前预约,避免集中候诊,做好防护,尽量缩短就医时间,回家后及时洗手。

8　居家医学观察期间,有基础疾病者能外出就医吗

患有基础疾病的居家医学观察者应当按时服药,不可擅自停药,药物储备不足时,可在就近的社区卫生服务机构开药,也可由家属代取药物,就医时做好自身防护。

五

入境人员疫情防控责任

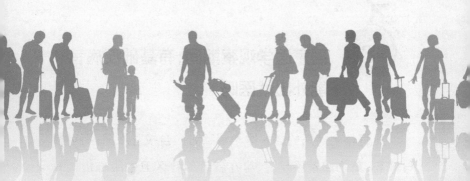

1 国家如何对新冠肺炎依法管理

根据《中华人民共和国传染病防治法》,基于目前对新冠肺炎的病原、流行病学、临床特征等特点的认识,经报国务院批准同意,将新冠肺炎纳入乙类法定传染病,但采取甲类传染病的预防、控制措施。同时,将新冠肺炎纳入《中华人民共和国国境卫生检疫法》规定的检疫传染病管理。

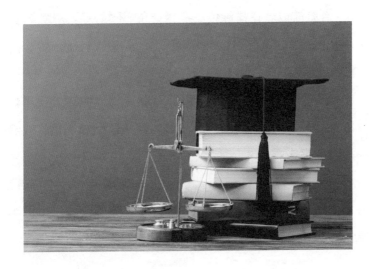

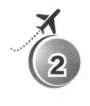

2 个人在传染病疫情防控中有哪些责任和义务

根据《中华人民共和国传染病防治法》，公民在疫情防控中应当承担的责任和义务包括：

第十二条　一切单位和个人，必须接受疾病预防控制机构、医疗机构有关传染病的调查、检验、采集样本、隔离治疗等预防、控制措施，如实提供有关情况。

第十六条　传染病病人、病原携带者和疑似传染病病人，在治愈前或者在排除传染病嫌疑前，不得从事法律、行政法规和国务院卫生行政部门规定禁止从事的易使该传染病扩散的工作。

第三十一条　任何单位和个人发现传染病病人或者疑似传染病病人时，应当及时向附近的疾病预防控制机构或者医疗机构报告。

第七十七条　任何个人违反相关规定，导致传染病传播、流行，给他人人身、财产造成损害的，应当依法承担民事责任。

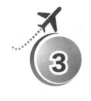

3 妨害国境卫生检疫行为将会受到哪些处罚

《中华人民共和国刑法》第三百三十二条规定,违反国境卫生检疫规定,实施下列行为之一的,属于妨害国境卫生检疫行为:

(1)检疫传染病染疫人或者染疫嫌疑人拒绝执行海关依照国境卫生检疫法等法律法规提出的健康申报、体温监测、医学巡查、流行病学调查、医学排查、采样等卫生检疫措施,或者隔离、留验、就地诊验、转诊等卫生处理措施的;

(2)检疫传染病染疫人或者染疫嫌疑人采取不如实填报健康申明卡等方式隐瞒疫情,或者有伪造、涂改检疫单、证等方式伪造情节的;

(3)知道或者应当知道实施审批管理的微生物、人体组织、生物制品、血液及其制品等特殊物品可能造成检疫传染病传播,未经审批仍逃避检疫,携运、寄递出入境的;

(4)出入境交通工具上发现有检疫传染病染疫人或者染疫嫌疑人,交通工具负责人拒绝接受卫生检疫或者拒不接受卫生处理的；

（5）来自检疫传染病流行国家、地区的出入境交通工具上出现非意外伤害死亡且死因不明的人员，交通工具负责人故意隐瞒情况的；

（6）其他拒绝执行海关依照国境卫生检疫法等法律法规提出的检疫措施的。

实施上述 6 项妨害国境卫生检疫行为，引起鼠疫、霍乱、黄热病以及新冠肺炎等国务院确定和公布的其他检疫传染病传播或者有传播严重危险的，依照刑法第三百三十二条的规定，以妨害国境卫生检疫罪定罪处罚。

对于单位实施妨害国境卫生检疫行为，引起鼠疫、霍乱、黄热病以及新冠肺炎等国务院确定和公布的其他检疫传染病传播或者有传播严重危险的，应当对单位判处罚金，并对其直接负责的主管人员和其他直接责任人员定罪处罚。

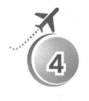

4 违反新冠肺炎防控相关法规，会受到哪些处罚

故意传播新冠病毒，具有下列情形之一，依照刑法第一百一十四条、第一百一十五条规定，以危险方法危害公共

安全罪定罪处罚：已经确诊的新冠肺炎患者、病原携带者，拒绝隔离治疗或者隔离期未满擅自脱离隔离治疗，并进入公共场所或者公共交通工具的；新冠肺炎疑似患者拒绝隔离治疗或者隔离期未满擅自脱离隔离治疗，并进入公共场所或者公共交通工具，造成新冠病毒传播的。

其他拒绝执行卫生防疫机构依照传染病防治法提出的防控措施，引起新冠病毒传播或者有传播严重危险的，依照刑法第三百三十条的规定，以妨害传染病防治罪定罪处罚。

以暴力、威胁方法阻碍国家机关工作人员（含在依照法律、法规规定行使国家有关疫情防控行政管理职权的组织中从事公务的人员，在受国家机关委托代表国家机关行使疫情防控职权的组织中从事公务的人员，虽未列入国家机关人员编制但在国家机关中从事疫情防控公务的人员）依法履行为防控疫情而采取的防疫、检疫、强制隔离、隔离治疗等措施的，依照刑法第二百七十七条第一款、第三款的规定，以妨害公务罪定罪处罚。暴力袭击正在依法执行职务的人民警察的，以妨害公务罪定罪，从重处罚。

违反上述疫情防控的违法行为，不构成犯罪的，由公安机关根据有关规定，予以治安管理处罚，或者由有关部门予以其他行政处罚。

对于在疫情防控期间实施有关违法犯罪的，要作为从重情节予以考量,依法体现从严的政策要求,有力惩治震慑违法犯罪,维护法律权威,维护社会秩序,维护人民群众生命安全和身体健康。

日常防控基本知识

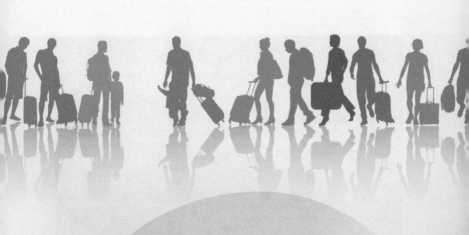

1 新型冠状病毒有哪些特点

引起新冠肺炎疫情的病毒叫新型冠状病毒（简称新冠病毒）。冠状病毒对紫外线和热敏感，56℃ 30min、乙醚、75%乙醇、含氯消毒剂、过氧乙酸和氯仿等脂溶剂均可有效灭活病毒，氯己定不能有效灭活病毒。目前已发现新冠病毒的变异病毒株。

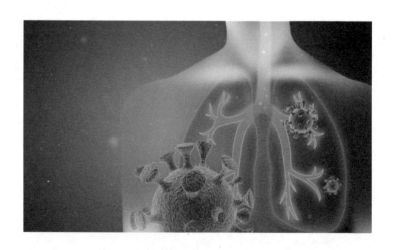

2 新冠肺炎有哪些症状

新冠肺炎是人感染新冠病毒引起的肺炎，以发热、干咳、乏力为主要表现。部分患者以嗅觉、味觉减退或丧失等为首发症状，少数患者伴有鼻塞、流涕、咽痛、结膜炎、肌痛和腹泻等症状。重症患者多在发病一周后出现呼吸困难和／或低氧血症，严重者快速进展为急性呼吸窘迫综合征、脓毒症休克、难以纠正的代谢性酸中毒和出凝血功能障碍及多器官功能衰竭等。值得注意的是，重症、危重症患者病程中可为中低热，甚至无明显发热。轻型患者可表现为低热、轻微乏力、嗅觉及味觉障碍等，无肺炎表现。少数患者在感染新冠病毒后可无明显临床症状。

3 新冠病毒是怎么传染的

新冠病毒主要通过呼吸道飞沫和密切接触传播。患者或无症状感染者咳嗽、打喷嚏或说话时产生的呼吸道飞沫，如被吸入，可造成感染；人的破损皮肤、眼结膜、鼻黏膜等直接沾染患者或无症状感染者的痰液、呼吸道分泌物等，也可造成感染；手部接触被污染的日常用品、物品器具等，再用手接触口、眼、鼻等，也会导致病毒通过黏膜侵入人体。在相对封闭的环境中，长时间暴露于高浓度气溶胶情况下，存在经气溶胶传播的可能。由于在粪便及尿液中可分离到新冠病毒，应注意粪便及尿液对环境污染造成气溶胶或接触传播。

此外，用手直接接触被新冠病毒污染的冷链食品及其外包装、进口货物等，再触摸口、眼、鼻，也可造成新冠病毒感染。

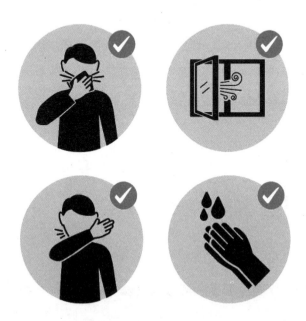

　　勤洗手，戴口罩，常通风，少外出，不聚会，与人接触时保持 1m 以上距离，可降低感染新冠病毒的风险。

4　哪些人容易感染新冠病毒

　　新冠肺炎属于新发传染病，人群普遍缺乏特异性免疫力，所有人普遍易感。是否会被感染，主要取决于与患者或无症状感染者接触的方式和机会。

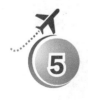

5　哪些人是重型 / 危重型新冠肺炎的高危人群

　　大于 65 岁老年人；

　　有心脑血管疾病（含高血压）、慢性肺部疾病（慢性阻塞性肺疾病、中度至重度哮喘）、糖尿病、慢性肝脏疾病、肾脏疾病、肿瘤等基础疾病者；

　　免疫功能缺陷（如艾滋病患者、长期使用皮质类固醇或其他免疫抑制药物导致免疫功能减退状态）；

肥胖(体质指数 ≥ 30);

晚期妊娠和围产期女性;

重度吸烟者。

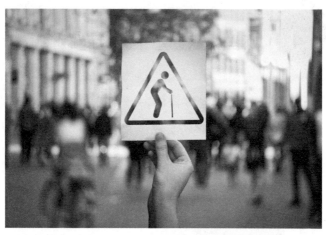

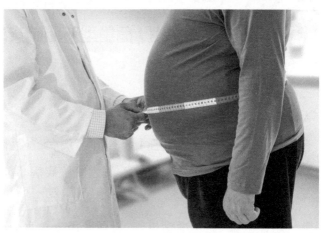

6 新冠肺炎潜伏期多久

潜伏期是指自病原体侵入机体到临床症状最早出现的一段时间。新冠肺炎的潜伏期为 1~14 天,多为 3~7 天。

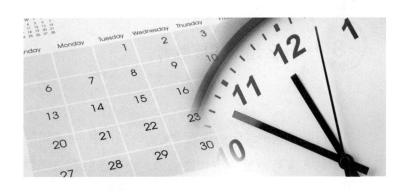

7 什么是无症状感染者

新冠病毒无症状感染者是指无相关临床表现,如发热、咳嗽、咽痛等可自我感知或可临床识别的症状与体征,但核酸检测阳性的人。无症状感染者多在聚集性疫情调查、重点人群筛查和检测等过程中发现。

　　无症状感染者通常有两种情形：一种经 14 天的隔离医学观察，均无任何可自我感知或可临床识别的症状与体征；另一种是处于潜伏期的"无症状感染"状态。无症状感染者具有传染性，存在传播风险。

8　什么是密切接触者

　　与新冠肺炎病例或无症状感染者近距离接触，且未采取有效防护的人有可能成为密切接触者。密切接触者被感染的可能性较高，需要根据当地防控要求，配合做好隔离观察、流行病学调查、核酸检测等事项。

　　密切接触者一般包括以下几类：

　　（1）同一房间共同生活的家庭成员；

　　（2）直接照顾者或提供诊疗、护理服务者；

　　（3）在同一空间内实施可能会产生气溶胶诊疗活动的医护人员；

　　（4）在办公室、车间、班组、电梯、食堂、教室等同一场所

有近距离接触的人员;

(5) 密闭环境下共餐、共同娱乐以及提供餐饮和娱乐服务的人员;

(6) 探视病例的医护人员、家属或其他有近距离接触的人员;

(7) 乘坐同一交通工具并有近距离接触(1m 内)人员,包括交通工具上照料护理人员、同行人员(家人、同事、朋友等);

(8) 暴露于可能被病例或无症状感染者污染环境的人员;

(9) 现场调查人员评估认为其他符合密切接触者判定标准的人员。

9 为什么要做新冠病毒核酸检测

新冠病毒感染人体后,会在鼻咽、咽部、下呼吸道等处"定居"并进行繁殖,通过采集鼻咽拭子、痰液等标本进行病毒核酸检测,可以判断人体是否感染了新冠病毒。

在密切接触者及公众等人群中进行核酸检测,有助于及早发现感染者,特别是一些已经感染了病毒但尚未出现症状的人,以便及早采取隔离和治疗措施,既避免传染他人又降低自身发展成重症的风险。

10　什么是聚集性疫情

聚集性疫情是指 14 天内在学校、居民小区、工厂、自然村、医疗机构等小范围内发现 5 例及以上病例。

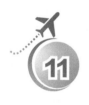

11　防控新冠肺炎,为什么要强调早发现、早报告、早隔离、早治疗

为了有效控制新冠肺炎流行,加强对患者和无症状感染者的管理,要做到对患者和无症状感染者的早发现、早报告、早隔离、早治疗。这么做,一方面是为了及时发现并救治患者,另一方面是及时对确诊患者、疑似患者和无症状感染者进行隔离,达到控制传染源的目的,进而降低疫情更大范围传播的风险,保护广大人群的健康。任何单位和个人发现传

染病病人和疑似病人时,应该及时向附近的疾病预防控制机构或医疗机构报告。

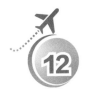

12 预防新冠肺炎,个人应养成哪些良好的卫生习惯

　　预防新冠肺炎,要做到勤洗手,常通风,不随地吐痰和擤鼻涕。咳嗽或打喷嚏时用纸巾或肘袖遮掩口鼻,鼻涕或痰液用纸巾包好,弃置于有盖垃圾箱内。不要用不干净的手触摸口、眼、鼻。保持居室清洁和周围环境整洁。与他人保持1m以上社交距离。随身携带口罩、消毒湿巾或免洗手消毒剂,必要时使用。推行分餐制,使用公勺公筷。注意饮食卫生,加工、储存食物做到生熟分开,煮熟煮透。不食用野生动物。

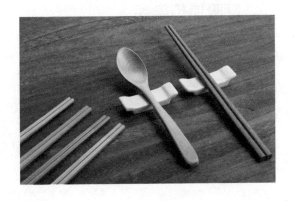

13 佩戴口罩时,有哪些注意事项

(1)戴口罩前、摘口罩后,均应洗手。

(2)区分口罩正反面,颜色深的一面朝外,有金属条的一侧朝上。不能两面戴,不与他人混用或共用口罩。

(3)捏紧鼻夹,使口罩与脸颊贴合,避免漏气。

(4)一次性使用医用口罩和医用外科口罩均为限次使用,应定期更换。

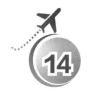

14 为什么洗手能够有效预防呼吸道传染病

洗手是预防传染病最简便有效的措施之一。日常生活、工作、学习中,人的手可能接触到被病毒、致病菌污染的物品,如果不能及时正确洗

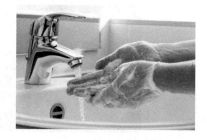

手,手上的病原体可以通过手和口、眼、鼻的黏膜接触进入人体。

同样,如果自己的手沾染病毒、致病菌后触摸了物体表面,其他人再去触摸这些被污染的物体表面,也可以被传染。通过洗手可以简单有效地切断这一途径,保持手的清洁卫生可以有效降低患呼吸道传染病的风险。

15 应如何正确洗手

洗手时应使用流动水和肥皂或洗手液洗手,持续揉搓20s 以上,确保手心、手指、手背、指缝、指甲缝、手腕等处均清洗干净。正确洗手的完整过程如下:

(1)用流动水将双手淋湿。

(2)取适量肥皂或洗手液均匀涂抹双手。

(3)认真搓洗双手至少 20 秒。

第一步,洗手掌。手心相对,手指并拢相互搓揉。

第二步,洗手背。手心对手背,手指交叉,沿指缝相互搓揉。双手交换进行。

第三步,洗指缝。手心相对,手指交叉,相互搓揉。

第四步,洗指背。一手弯曲呈空拳,放另一手的手心,旋转搓揉。双手交换进行。

　　第五步,洗拇指。一手握住另一只手的大拇指,旋转搓揉。双手交换进行。

　　第六步,洗指尖。一手五指指尖并拢,放在另一只手的手心,旋转搓揉。双手交换进行。

　　第七步,洗手腕。一手握住另一只手的腕部,旋转搓揉。双手交换进行。

　　(4)用流动水冲洗干净双手。

　　(5)捧起一些水,冲淋水龙头后,再关闭水龙头(如果是感应式水龙头不用做此步骤)。

　　(6)用清洁毛巾或纸巾擦干双手,也可用吹干机吹干。

16　什么时候需要洗手

　　以下情况应及时洗手:外出归来;戴口罩前及摘口罩后;接触过泪液、鼻涕、痰液和唾液后;咳嗽打喷嚏用手遮挡后;准备食物前;用餐前;上厕所前后;接触公共设施或物品后(如扶手、门柄、电梯按钮、钱币、快递等物品);抱孩子、喂孩子食物前;处理婴儿粪便后;接触动物或处理动物粪便后等。

17 外出不方便洗手时怎么办

外出不方便洗手时,可选用有效的含醇速干手消毒剂进行手部清洁,使用时用量要足,要让手心、手背、指缝、手腕等处充分湿润,两手相互揉搓足够长的时间,要等消毒剂差不多蒸发之后再停止。

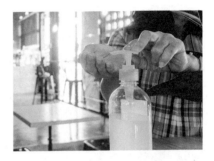

对公众而言,不建议以免洗手消毒剂作为常规的手部清洁手段,只是在户外等没有条件用水和肥皂洗手的时候使用。

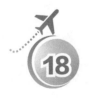

18 为什么要少去人员密集的公共场所

公共场所人员多,流动量大,感染风险未知,且人与人之间难以保持 1m 距离,一旦有病毒感染者,在没有有效防护的情况下,很容易造成人与人之间的传播,空气流动性差的公共场所病毒传播的风险更大。

19 为什么要保持 1m 社交距离

呼吸道传染病大多通过飞沫传播,飞沫传播发生在与患者或感染者近距离接触时。因此,为了预防呼吸道传染病,日常工作、生活中人与人的社交距离应保持在 1m 以上。

20 日常饮食有哪些注意事项

(1)注意手卫生。接触生的肉、禽、水产品等生鲜食材后要及时洗手。

(2)生熟分开。生熟食品分开加工和存放,尤其在处理生肉、生水产品等食品时应格外小心,避免交叉污染。

(3)煮熟煮透。加工肉、水产品等食物时要煮熟、烧透。

尽量不吃生的水产品。

（4）分类储存。生的肉、水产品等在放入冷冻层之前最好先分割成小块、单独包装，包装袋要完整无破损，生、熟食物分层存放。

（5）倡导分餐制，使用公勺公筷。

（6）严格禁止猎捕、交易、运输、食用野生动物。

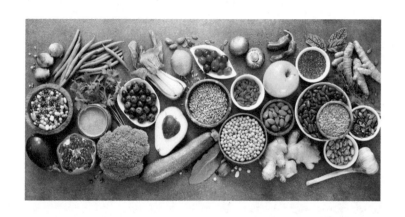

21　家庭使用消毒剂有哪些注意事项

消毒剂是用于杀灭传播媒介上的微生物使其达到消毒或灭菌要求的制剂。家庭常用的消毒剂主要是醇类消毒剂（酒精）

和含氯消毒剂（"84"消毒液），使用消毒剂应注意以下事项。

（1）严格按照产品说明书规定的使用方法、剂量、浓度使用。

（2）消毒剂应放在阴凉干燥处保存，醇类消毒剂要远离火源。

（3）消毒剂应存放于儿童接触不到的地方。不要使用饮料瓶等盛放消毒剂，防止儿童或不明情况者误服。

（4）不同种类的消毒剂不能同时使用或混合使用。

（5）酒精只用于物体表面擦拭或喷洒消毒，不适用于大面积喷洒，不能用于空气消毒，以免引起火灾。

（6）含氯消毒剂要用冷水稀释，现配现用，且不能与洁厕灵等酸性物质混合。含氯消毒剂有腐蚀性，不要直接接触皮肤，应戴橡胶手套。

22 外出就医有哪些注意事项

（1）可提前网上或电话预约挂号，提前了解就诊流程，熟悉医院科室布局，减少在医院停留时间。

（2）乘坐公共交通工具和就医期间全程佩戴一次性使用医用口罩或医用外科口罩。

（3）就医过程中尽量避免直接触摸门把手、挂号机、取款机等物体表面,触摸后及时洗手或用免洗手消毒剂揉搓双手。

(4) 候诊和排队时,与他人保持 1m 以上距离;尽量选择楼梯步行,若乘坐轿厢电梯,应分散乘梯,避免同梯人过多。

(5) 尽量选择扫码支付等非接触方式付费。

(6) 注意个人卫生,保持手卫生,避免用不清洁的手触摸口、眼、鼻,打喷嚏、咳嗽时用纸巾或肘臂遮掩口鼻。

(7) 就医返家后,立即正确洗手。

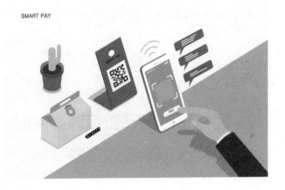

23 出现发热症状如何就诊

发热患者就诊时,除遵守外出就医要求外,还应全程佩戴医用外科口罩到发热门诊就诊，尽量避免乘坐公共交通工具。陪同人员也要注意做好防护。

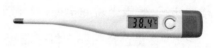

就医时，应如实讲述患病和既往就医情况，尤其是应告知医生近期旅行和居住史、与可疑人员的接触史等。若被诊断为新冠肺炎疑似病例或确诊病例，应积极配合医院进行相关检查及隔离治疗。

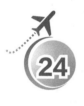

24 居住小区出现新冠肺炎病例或无症状感染者怎么办

如果居住的小区出现新冠肺炎确诊病例、疑似病例或无症状感染者，在这些人被诊治的同时，相关机构会按要求对他们的密切接触者进行隔离医学观察。当地疾控机构会到病例或无症状感染者家中进行消毒，公共区域也会由疾控机构指导物业进行清洁消毒。所以作为小区居民，无需过度恐慌。除继续做好外出戴口罩、勤洗手、常通风等日常防护外，还应注意以下事项：

（1）配合社区疫情防控工作。配合疾控机构或社区开展流行病学调查、疫情排查等工作，服从社区统一管理，必要时参加核酸检测。

（2）减少外出活动。尽可能减少外出，如必须外出，一定要做好个人防护，并与他人保持 1m 以上的距离，尽量减少在外滞留时间。

（3）乘坐电梯做好防护。尽量选择人少的时候乘坐电梯，避免拥挤。乘坐电梯佩戴口罩，注意和他人保持距离，尽量不要用手直接触碰电梯按钮。

（4）关注家人健康状况。若自己或家人出现发热、呼吸道症状、乏力、腹泻等症状，应第一时间报告村（居）委会或医疗卫生机构，配合做好相关的诊治。

（5）不信谣、不传谣。及时关注卫生健康部门等官方权威渠道发布的疫情信息，理性对待疫情，不信谣、不传谣。

25 前往公共场所应如何做好自我防护

（1）尽量减少到人员密集的公共场所活动，如必须去，应佩戴一次性医用口罩或医用外科口罩。

（2）咳嗽或打喷嚏时,用纸巾将口鼻完全遮住或用肘袖遮挡;将用过的纸巾扔进封闭式垃圾箱内;如果咳嗽、打喷嚏时用手遮掩,需用流动水和肥皂洗手,或用含酒精免洗消毒液擦洗双手。

（3）随身携带消毒湿巾或手消毒液,在接触公共物品或公共设施后及时洗手或用消毒湿巾(手消毒液)擦拭,避免直接接触口、眼、鼻。

（4）外出回家后要正确洗手,确保手部卫生,避免经手传播。

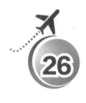

26 到超市、商场、农贸市场购物有哪些注意事项

（1）购物前,列好购物清单,尽可能减少购物逗留时间。

（2）尽量在人少的时间购物,减少与其他人接触的机会。

（3）进入超市、商场、农贸市场前配合进行体温检测、健康码登记等。

（4）全程正确佩戴口罩,购物、结账时尽可能与他人保持1m以上距离。

（5）如乘坐电梯,优先使用扶梯;如果必须乘坐厢式电梯,应佩戴口罩。

（6）结账时，优先选择非接触扫码方式付费。

（7）做好手卫生，回家后立即洗手。

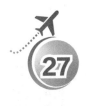

27 乘坐公共交通工具有哪些注意事项

（1）全程佩戴口罩，尽量与他人保持 1m 以上安全距离。

（2）在车站、机场、码头等要主动配合体温检测，尽量减少滞留时间。

（3）乘车期间，保持手卫生，乘车时尽量少碰触扶手、扶杆、车门、厕所门及把手等，触摸后不要用手直接接触口、眼、鼻。

（4）妥善保留乘车票据信息，以备查询。

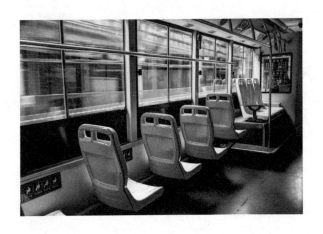

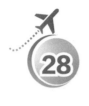

28 乘坐出租汽车(网约车)应如何做好个人防护

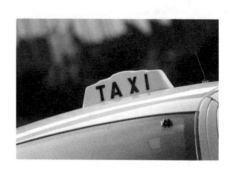

（1）乘坐出租车(网约车)期间,乘客和司机均要佩戴口罩。

（2）在外界气温、行驶速度等条件允许的情况下,适当开窗通风。

（3）尽量在后排落座,不触摸车上用品。

（4）优先选择非接触扫码方式付费。

（5）下车后及时洗手,或使用免洗手消毒剂进行手部清洁。

29 老年人如何加强个人防护

疫情流行期间,老年人在做好外出佩戴口罩、少去人员

密集场所、保持安全社交距离、保持手卫生等一般防护的基础上,还要特别注意以下事项:

(1)患有基础性疾病需长期服药的老年人,不可擅自停药,可定期去附近的社区卫生服务机构取药,或经医生评估后开长期处方,减少就诊次数,也可由家属代取药物。

(2)尽量减少外出,如必须外出,应正确佩戴口罩,做好手卫生。

(3)日常生活用品单独使用。

(4)注意开窗通风,适量运动,均衡膳食,规律生活,保证睡眠。

(5)关注官方媒体信息,不信谣、不传谣。

(6)陪护人员应做好自身健康监测,尽量减少外出,如须外出要做好自身防护。

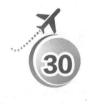

30 农村地区有哪些场所容易造成病毒传播

农村地区的集市庙会、农贸市场、农家乐、民宿、餐馆、茶室、公共浴室、理发店、寺庙宗祠等公共场所,公共交通工具,影剧院、KTV、网吧、老年活动室、麻将室等娱乐场所,多为人员聚集的密闭场所,一旦有感染者,容易造成传播。

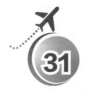

31 只与自己的亲戚、邻居和熟人聚餐安全吗

疫情流行期间,亲戚、邻居、熟人中也可能存在患者和无症状感染者,如果与他们一起聚餐,可通过近距离飞沫传播和接触传播等途径引起感染。所以,在疫情流行期间,即使是与亲戚、邻居和熟人聚餐,也可能是不安全的,应避免聚餐。

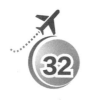

32 为什么在疫情流行期要取消集市或民俗娱乐活动

疫情流行期间,在集市或民俗活动等场合,人多拥挤,如果有患者或无症状感染者存在,病毒很容易通过呼吸道飞沫和接触传播。为了防止疫情的流行和蔓延,临时取消集市或民俗娱乐活动是十分必要的。

33 疫情期间,为什么要减少走亲访友

疫情流行期间,倡导少外出,不串门、不扎堆,以减少病毒传播的风险。亲戚之间,为了大家的健康,该拒绝就要拒绝。通过视频和电话等方式互致问候、聊天,也是很好的沟通方式。

34 怎样做到合理膳食

合理膳食是指能提供全面、均衡营养的膳食。合理膳食讲究食物种类多样,以谷类为主,多吃蔬菜、水果和薯类,注意荤素、粗细搭配。每天食用奶类、豆类及其制品。适当食用鱼、肉、蛋、坚果等食物。饮食要清淡,做到少油、少盐、少糖。足量饮水,多喝白开水,少喝含糖饮料。

35　疫情期间如何科学锻炼

适量运动是指运动方式和运动量适合个人的身体状况，动则有益，贵在坚持。适量运动可增强心肺功能，改善耐力和体能，也可起到调节心理平衡，减轻压力，舒缓焦虑，改善睡眠的作用。运动应适度量力，选择适合自己的运动方式、强度和运动量。

疫情流行期间，不提倡集体大型活动，可以个人居家锻炼为主，也可在空旷户外进行有氧运动。可多做一些适合室内的身体活动，比如瑜伽、太极拳、八段锦、平板支撑等，有条件的，还可借助体育器材锻炼身体，如举哑铃、拉弹力带等。

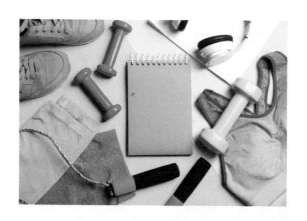

36　为什么要倡导不吸烟

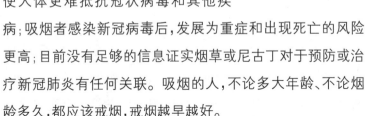

吸烟能导致多种慢性病,包括多种癌症和心脑血管疾病等。被动吸烟同样会引起多种疾病,对儿童青少年危害更大。世界卫生组织指出:吸烟造成肺功能损害,使人体更难抵抗冠状病毒和其他疾病;吸烟者感染新冠病毒后,发展为重症和出现死亡的风险更高;目前没有足够的信息证实烟草或尼古丁对于预防或治疗新冠肺炎有任何关联。吸烟的人,不论多大年龄、不论烟龄多久,都应该戒烟,戒烟越早越好。

37　为什么要倡导不饮酒

酒的主要成分是乙醇和水,几乎不含有营养成分。过量饮酒会导致心源性猝死、慢性酒精中毒、慢性胃炎、酒精性肝硬化和高血压等,并可导致交通事故及暴力事件的增加。倡导不饮酒,如饮酒应少饮酒,不酗酒。禁止孕妇和儿童、青少年饮酒。

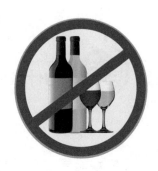

38　疫情来了,应保持怎样的心态

　　面对新冠肺炎疫情,要保持良好的心态,不恐慌、不焦虑。关注政府、权威机构发布的信息,不信谣、不传谣。配合当地防疫要求,落实防控措施,做好个人防护。我国已经积累了抗击疫情的经验和能力,完全有能力应对可能的突发情况,我们有信心彻底战胜疫情。

附录：入境人员疫情防控相关政策

[1] 海关总署关于重新启动出入境人员填写健康申明卡制度的公告（公告〔2020〕16 号）（2020 年 1 月 25 日）.

[2] 最高人民法院　最高人民检察院　公安部　司法部　海关总署关于进一步加强国境卫生检疫工作　依法惩治妨害国境卫生检疫违法犯罪的意见（署法发〔2020〕50 号）（2020 年 3 月 13 日）

[3] 中国民用航空局、中华人民共和国海关总署关于中国籍旅客乘坐航班回国前填报防疫健康信息的公告（民航公告〔2020〕6 号）（2020 年 4 月 7 日）

[4] 交通运输部　外交部　国家卫生健康委　海关总署　国家移民管理局关于疫情防控期间针对伤病船员紧急救助处置的指导意见（交海明电〔2020〕127 号）（2020 年 4 月 12 日）

[5] 交通运输部　国家卫生健康委　海关总署　国家移民管理局　中国民用航空局　国家邮政局关于精准做好国际航空货运机组人员疫情防控工作的通知（交运明电〔2020〕128 号）（2020 年 4 月 13 日）

[6] 交通运输部　外交部　国家卫生健康委　海关总署　国家移民管理局　中国民用航空局关于精准做好国际航行船舶船员疫情防控工作的通知（交海明电〔2020〕142 号）（2020 年 4 月 22 日）

[7] 国务院应对新型冠状病毒感染肺炎疫情联防联控机制关于做好新冠肺炎疫情常态化防控工作的指导意见（国发明电〔2020〕14

号）（2020 年 5 月 7 日）

［8］交通运输部关于进一步强化交通运输疫情防控措施坚决防止疫情反弹的通知（明电〔2020〕202 号）（2020 年 6 月 18 日）

［9］民航局、海关总署、外交部关于来华航班乘客凭新冠病毒核酸检测阴性证明登机的公告（民航公告〔2020〕9 号）（2020 年 7 月 20 日）

［10］交通运输部关于印发《港口及其一线人员新冠肺炎疫情防控工作指南（第三版）》的通知（交水明电〔2020〕221 号）（2020 年 7 月 22 日）

［11］关于进一步做好入境人员集中隔离医学观察和核酸检测有关工作的通知（联防联控机制综发〔2020〕217 号）（2020 年 7 月 23 日）

［12］关于印发新型冠状病毒肺炎防控方案（第七版）的通知（联防联控机制综发〔2020〕229 号）（2020 年 9 月 11 日）

［13］国际航线审批结果公开（C2020003）（2020 年 9 月 11 日）

［14］运输航空公司疫情防控技术指南（第六版）（2020 年 11 月 26 日）

［15］机场疫情防控技术指南（第六版）（2020 年 11 月 26 日）

［16］关于新冠疫情常态化防控期间规范国际定期客运航班计划管理的通知（民航规〔2020〕36 号）（2020 年 12 月 16 日）

［17］民航局关于调整国际客运航班熔断措施的通知（民航发〔2020〕60 号）（2020 年 12 月 16 日）

［18］国务院应对新型冠状病毒感染肺炎疫情联防联控机制关于做好 2021 年元旦和春节期间新冠肺炎疫情防控工作的通知（国卫明电〔2020〕463 号）（2020 年 12 月 30 日）

08